U0347713

模特都在偷偷练！

美体重塑

[日] 佐久间健一　著

张敏　译

江苏凤凰文艺出版社
JIANGSU PHOENIX LITERATURE AND
ART PUBLISHING, LTD

前　言

模特瘦身秘诀大公开!

　　两年前，在我的指导下，一位模特通过"重塑躯干瘦身法"仅用两周的时间就成功减掉了长期困扰她的小腹和手臂赘肉。之后，她获得了世界小姐选美大赛的冠军，成了高端品牌的御用模特，在事业上取得了很大的成功。不仅如此，我还帮助过和模特的体形完全不同的篮球运动员，她在瘦身 10 kg 之后转行做了模特。

　　当然，除了模特和运动员，我还帮助过很多普通女性成功瘦身。有

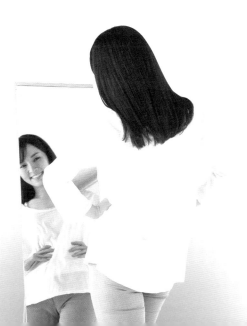

人从 68 kg 轻松减重 22 kg，有人产后两周就恢复了身材，还有人在 30 几岁的时候从职场白领转行做了模特。最重要的是，这些人在瘦身成功后都没有反弹。

我曾指导过 3 万多名女性在最短的时间内达到自己想要的身材，在大型健身俱乐部任职时，我曾取得全国 200 多家分店总业绩第一的成绩。

在这个过程中，我炼就了一种能力，那就是可以瞬间观察出每个女性身材不完美的地方，并提供相应的塑形方法。

现在，我致力于帮助国际选美大赛中的选手、时尚模特和演员们塑造完美身材。如果你也想拥有和她们一样的完美身材，只需要每天坚持锻炼 5 分钟就可以轻松实现。

佐久间健一

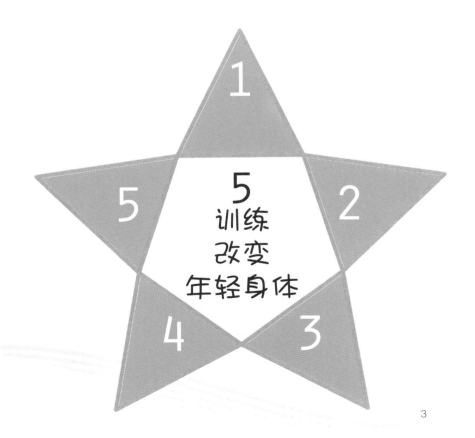

每天只需5分钟，
完美身材不是梦！

事实上，瘦身最忌讳的是过度锻炼。三年前，我指导过一位不喜欢运动的女性。虽然她每周只锻炼两次，每次持续10分钟，但仅用半年时间就成功减重20 kg。有人可能会感到吃惊，但这在我的意料之中。长期高强度的锻炼不仅让人难以坚持下去，错误的锻炼方法还可能适得其反。

瘦身最重要的是矫正体形，所以1次5分钟足已！矫正体形才是获得完美身材的不二法门。

我在指导大量模特的过程中，总结了如何在最短的时间内获得和模特一样完美身材的方法，也就是这套"重塑躯干瘦身法"。

这套瘦身法非常简单，只需要1分钟就可以学会，每次锻炼5分

5 训练

● 舒展下半身　　　● 翘起臀部　　　● 收紧腰方肌

1　　　　2　　　　3

钟即可！不需要改变现在的生活方式，只需每天坚持锻炼 5 分钟，就可以在不知不觉中燃烧脂肪，获得理想的身材。

　　只要坚持锻炼，就可以改善自己不满意的身体部位，关节也会变得灵活，最后成功减脂瘦身。

　　那么，就请从今天开始尝试这套"重塑躯干瘦身法"吧。我保证你会在两周内获得惊人的效果。

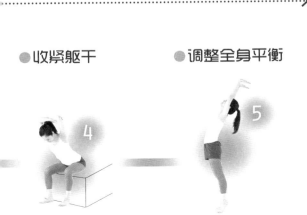

● 收紧躯干　　　● 调整全身平衡

每天只需 5 分钟，
坚持两周，
前后体形判若两人！

两周后体形明显改变！

Before

案例1
36岁 E女士

Before

身高：152 cm
体重：53.5 kg
体脂率：27.4%

Before

腰围：79 cm
臀围：92 cm
大腿围：49 cm

体重
53.5
kg

体脂率
27.4
%

腰围
79
cm

臀围
92
cm

大腿围
49
cm

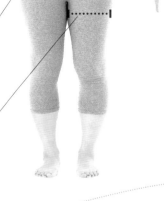

瘦身原则

❶一周最多锻炼两次
❷早饭必须吃
❸保证一日三餐

第一周前半段的一日三餐	第一周后半段的一日三餐
早饭：香蕉（1根）、酸奶（80 g）、燕麦+水果（40 g）、咖啡（加少量奶）	早饭：燕麦+牛奶（100 ml）、酸奶（80 g）、香蕉
午饭：糙米饭团（120 g）、土豆炖肉、味噌汤	午饭：红薯酒+水（10杯）、饺子（2个）、萝卜沙拉、芝士、香肠
加餐：咖啡（加少量奶）	晚饭：不吃
晚饭：水煮蔬菜和豆腐、蛋白（1个）	

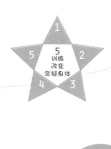

5
训练
改变
年轻身体

After

体重
−3.5kg **50** kg

体脂率
−3.2% **24.2** %

腰围
−6cm **73** cm

臀围
−4cm **88** cm

大腿围
−3.5cm **45.5** cm

饮食

After

身高：152 cm
体重：50 kg
体脂率：24.2%

数据

After

腰围：73 cm
臀围：88 cm
大腿围：45.5 cm

第二周前半段的一日三餐
早饭：酸奶、豆浆、香蕉、燕麦、秋葵沙拉
午饭：番茄火锅、糙米、秋葵沙拉
晚饭：番茄蔬菜汤、秋葵沙拉、炒肉和蔬菜

第二周后半段的一日三餐
早饭：燕麦、豆浆、苹果
午饭：熟菜、豆腐饼、鸡胸肉
加餐：秋葵饼干
晚饭：泡菜火锅
　　　（韩国一种火锅）

两周后体形明显改变!

Before

案例2
36岁 M女士

体重
51.2 kg

体脂率
25.1 %

腰围
78 cm

臀围
90 cm

大腿围
50 cm

Before

身高 : 152 cm
体重 : 51.2 kg
体脂率 : 25.1%

Before

腰围 : 78 cm
臀围 : 90 cm
大腿围 : 50 cm

瘦身原则

❶摄入充足水分
❷控制酒精摄入
❸摄取优质蛋白质
❹一周最多锻炼两次

第一周前半段的一日三餐

早饭: 金桔、百香果
午饭: 沙拉(圆白菜、山药、太空椒、菠菜)、鲭鱼罐头
晚饭: 沙拉(圆白菜、山药、太空椒)、鲑鱼块、豆腐

第一周后半段的一日三餐

早饭: 酸奶、燕麦、百香果
午饭: 沙拉(山药、西兰花、圆白菜、南瓜)、猪里脊肉
晚饭: 圆白菜、山药、纳豆

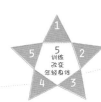

5
训练
改变
年轻身体

After

体重 **−2.5kg** 48.7 kg

体脂率 **−2.1%** 23 %

腰围 **−5cm** 73 cm

臀围 **−2cm** 88 cm

大腿围 **−3cm** 47 cm

饮食

After

身高：152 cm
体重：48.7 kg
体脂率：23%

数据

After

腰围：73 cm
臀围：88 cm
大腿围：47 cm

第二周前半段的一日三餐

早饭：酸奶、燕麦
午饭：沙拉（秋葵、西兰花、彩椒）
晚饭：蔬菜汤、沙拉（秋葵、圆白菜、西兰花）

第二周后半段的一日三餐

早饭：酸奶、燕麦、柿子（1/4个）
午饭：茶碗蒸、味噌汤、章鱼、三文鱼、黄瓜、香槟（1杯）、茶
晚饭：火锅（圆白菜、菌类、豆腐、白菜、豆芽、韭菜、大蒜、扇贝、秋葵、猪肉、鸡肉）

大腿紧了，姿势对了，腰自然就细了！

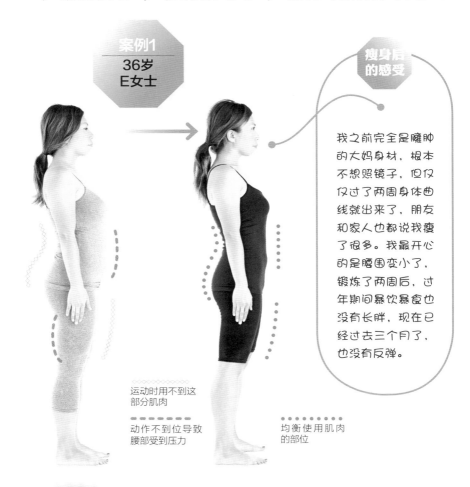

案例1
36岁
E女士

瘦身后的感受

我之前完全是臃肿的大妈身材，根本不想照镜子，但仅仅过了两周身体曲线就出来了，朋友和家人也都说我瘦了很多。我最开心的是腰围变小了，锻炼了两周后，过年期间暴饮暴食也没有长胖，现在已经过去三个月了，也没有反弹。

运动时用不到这部分肌肉

动作不到位导致腰部受到压力

均衡使用肌肉的部位

E女士瘦身成功的秘诀

骨盆前倾严重导致身体比例失衡，重塑体形是关键！

E女士原本骨盆前倾严重，负担主要集中在大腿、腰部和臀部，尤其是小腹前凸严重。而且，由于晚饭经常吃得较晚，新陈代谢缓慢，造成便秘。通过"重塑躯干瘦身法"，E女士的腰部负担减轻，臀部后凸和胸部前凸问题也得到了改善。由于骨盆前倾导致的腰痛也缓解了。现在，她不仅塑形成功了，身体大部分肌肉也得到了有效锻炼，就连体质也变成了易瘦体质。

大腿紧了，姿势对了，腰自然就细了！

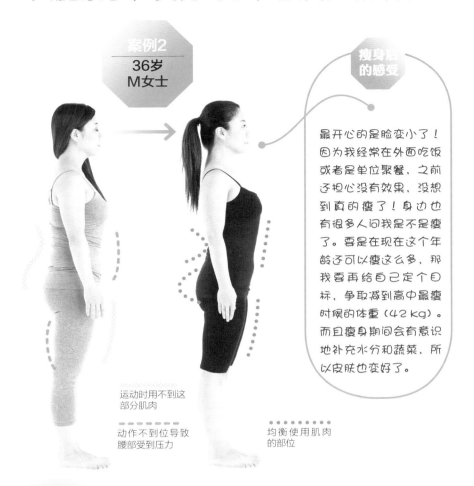

案例2

36岁
M女士

瘦身后
的感受

最开心的是脸变小了！因为我经常在外面吃饭或者是单位聚餐，之前还担心没有效果，没想到真的瘦了！身边也有很多人问我是不是瘦了。要是在现在这个年龄还可以瘦这么多，那我要再给自己定个目标，争取减到高中最瘦时候的体重（42kg）。而且瘦身期间会有意识地补充水分和蔬菜，所以皮肤也变好了。

运动时用不到这
部分肌肉

动作不到位导致
腰部受到压力

均衡使用肌肉
的部位

M女士瘦身成功的秘诀

减脂的关键在于体形的改变！

由于负担都集中在大腿前侧、腰部和臀部，所以脂肪都囤积在大腿前侧和腹部，这是典型的下半身肥胖。一日两餐的饮食习惯，也容易囤积脂肪。通过"重塑躯干瘦身法"，不仅改善了骨盆前倾问题，还使大腿和腰部的肌肉负担减轻，从而有效地锻炼了腹部和大腿的肌肉。肌肉增多可以提高新陈代谢，囤积在大腿外侧的脂肪也就变少了，小腹自然也变平了。

小腹平坦，手臂变细！

我练"重塑躯干瘦身法"，是为了减小腹、手臂和臀部的赘肉。在这么短的时间内效果如此明显，这还是第一次，我简直不敢相信。我最开心的是一直减不下去的"蝴蝶袖"没了，肩痛引起的头痛也消失了。因为我经常在外面吃饭，所以之前也担心这样简单的运动会没有效果，现在看来确实有效果，还好我坚持下来了。

现在吃饭时也不用克制自己，完全不用担心反弹。周围的人也都说我瘦了，要是还能再瘦点就更好了。

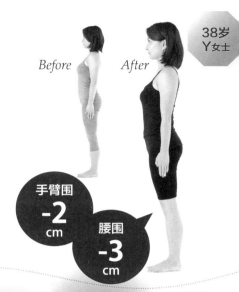

38岁
Y女士

Before　　*After*

手臂围
-2
cm

腰围
-3
cm

超过三万人

臀围
-1
cm

大腿围
-1.5
cm

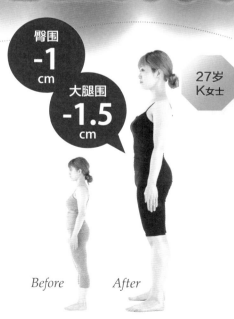

27岁
K女士

腿细了，臀部也紧了！

我做梦都想瘦全身！开始尝试"重塑躯干瘦身法"是去年年会的时候。那个时期聚餐比较多，其实是不利于瘦身的，没想到锻炼两周后真的瘦了！

我一直认为自己是肌肉型身材，不好减，就算减了体形也不会变，真没想到我这种体形也可以瘦！我两周后就停止锻炼了，但身材一直保持到现在。

Before　　*After*

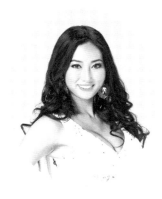

2017 年世界小姐选美大赛日本选手
简井菜月

顽固脂肪消失了！

我是在大赛前的形体训练课上认识佐久间教练的。世界小姐选美大赛作为选美界的"奥利匹克"，最重视的是身材匀称、肌肉紧致的体形。我当时骨盆前倾，小腹赘肉很难减。在大赛前两个月，我每天坚持用佐久间教练教给我的"重塑躯干瘦身法"进行锻炼，不仅减掉了小腹赘肉，还矫正了骨盆前倾，走台的时候也可以轻松保持姿势。现在，我还在继续锻炼。

瘦身成功！

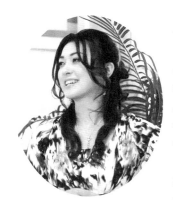

1994 年环球小姐选美大赛日本选手
YUYOKO 女士

40 岁也有明显改变！

我从 20 几岁开始从事模特职业，现在已经 40 岁了。在这个过程中，我有过三次生产的经历，每次产后都用自己独创的锻炼方法来恢复身材。但随着年龄的增长，我感到打造理想身材已不像从前那么容易。佐久间教练教给我的"重塑躯干瘦身法"锻炼强度不大，可以在照顾孩子的时候或工作的间隙抽空轻松完成，这比较适合我。而且两周就可以明显看出变化，更让人有尝试的欲望。

目　录

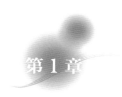

第 1 章

第 2 章

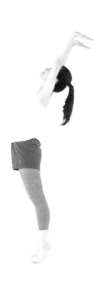

第 3 章

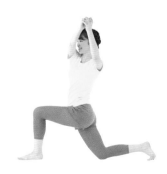

按顺序做就可以很好地锻炼"模特躯干肌"，轻松瘦身

准备动作

介绍锻炼时需要
注意的要点

重点

开始锻炼前的准
备动作

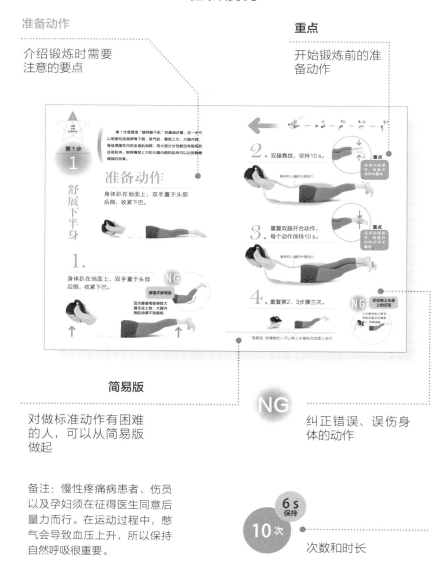

简易版

对做标准动作有困难
的人，可以从简易版
做起

NG

纠正错误、误伤身
体的动作

备注：慢性疼痛病患者、伤员
以及孕妇须在征得医生同意后
量力而行。在运动过程中，憋
气会导致血压上升，所以保持
自然呼吸很重要。

次数和时长

第1章

塑造苗条身材的秘诀：
重塑躯干瘦身法

为什么越在意身材反而越胖？

很多人瘦身的初衷都是局部瘦身，例如，瘦小腹、瘦腿等。但经常听到大家说"虽然体重降了，但想瘦的部位却没瘦"。

其实，局部肥胖的根本原因是躯干力量不足。躯干力量不足导致骨盆前倾或后倾，使得一部分肌肉群得不到锻炼，而另一部分肌肉群负担过重。所以越减越胖，导致身材不匀称。

人体的骨盆有三种位置：一是垂直于地面的正常位置，二是骨盆前倾，三是骨盆后倾。如果骨盆前倾或后倾，即使体重减轻，想瘦的部位还是瘦不下去。只有矫正骨盆位置，才能塑造良好的体形。

找出原因，对症下药

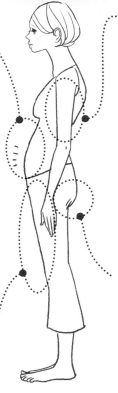

"不是刚吃过饭的我表示很委屈！

小腹前凸

躯干力量不足导致腰部负担过重，进而使小腹前凸。特别是骨盆前倾时腰部向前用力，导致腹部无法收紧，长期保持这种姿势就会在不知不觉中出现小腹前凸的问题。

"怎么一动就晃呢，真闹心！"

蝴蝶袖

肩部前倾时，屈肘动作幅度变小，导致脂肪囤积。但如果调整姿势，收紧肩部，舒展双臂，手臂上的赘肉也会逐渐消失。

"好想穿小码的裤子！"

大象腿

骨盆错位会加重腿部负担，导致腿部肌肉无法放松，所以大腿越来越结实。

"被人说老我不开心！"

臀部扁塌

两个原因造成臀部扁塌。一是因为过度锻炼腰部和臀部肌肉，导致屁股变大。二是经常不锻炼臀部肌肉，导致臀部扁塌。这两种情况都由躯干力量不足引起。

FRONT

局部瘦身越減越胖？

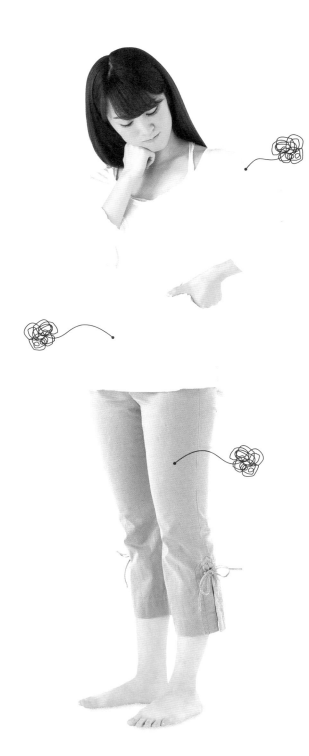

首先，我要告诉大家一个减脂的原则，即：减脂不可能只减局部。跑步、游泳、锻炼肌肉……无论通过何种方式，只要消耗的能量大于摄入的能量，身体各部位的脂肪都会相应减少。也就是说，通过锻炼肌肉是不可能实现局部减脂的。

　　如果你只想瘦腿而拼命锻炼大腿肌肉，那么很遗憾地告诉你，这是不可能的。相反，过度锻炼只会让你的腿越来越粗。想轻松瘦腿最重要的是增加能量消耗和基础代谢。

　　如果使用本书介绍的"重塑躯干瘦身法"，唤醒处于休眠状态的肌肉，放松锻炼过度的肌肉，那么全身的肌肉就会得到有效锻炼，关节也会变得灵活。不用进行高强度的锻炼，却会在不知不觉中提高基础代谢，轻松减脂瘦身。

长时间有氧运动反而有害？

肌肉是增加基础代谢、维持良好体形的关键。肌肉中，70% 是水分，所以大量出汗或水分摄入不足都会导致肌肉减少。另外，如果在瘦身过程中，每周锻炼总时长大于 90 分钟，也会导致肌肉分解而减少。所以，我不推荐大家通过蒸桑拿或有氧运动流汗的方式来瘦身。

"重塑躯干瘦身法"每天只需 5 分钟，一周也仅需 35 分钟，完全不用担心超负荷的运动导致肌肉减少，对于不喜欢运动的人来说也容易坚持下去。

通过重塑躯干增加肌肉群，就可以让你在睡觉时也消耗能量，一天 24 小时最大限度地燃脂瘦身。

错误的瘦身法导致基础代谢下降

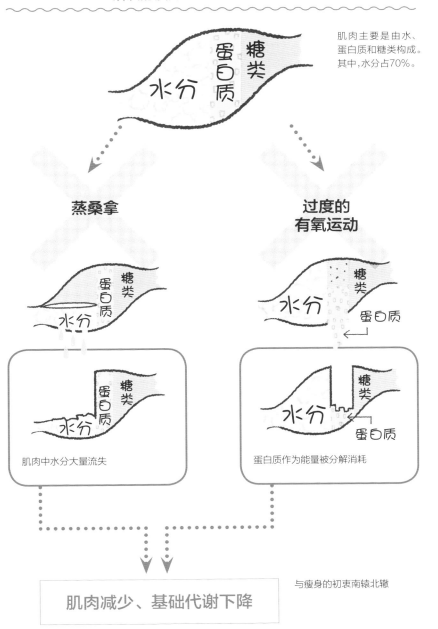

肌肉主要是由水、蛋白质和糖类构成。其中,水分占70%。

蒸桑拿

过度的有氧运动

肌肉中水分大量流失

蛋白质作为能量被分解消耗

肌肉减少、基础代谢下降

与瘦身的初衷南辕北辙

秘诀 1
减掉顽固肌肉，自然而然就瘦了

"重塑躯干瘦身法"有三个秘诀。第一个是减掉顽固肌肉。

大部分人都有一个误解，认为只专注于局部锻炼就可以减脂瘦身。例如，想瘦腰的人就会锻炼腹部肌肉或活动腰部。但这正是瘦身失败的重要原因。

下面，以骨盆前倾为例，对负担过重的肌肉和几乎锻炼不到的肌肉做一个比较。

骨盆前倾的人主要用到的是腰部和大腿的肌肉，而对于肩部、胸部、腹部、后背、臀部、大腿内侧和后侧、小腿的肌肉。

骨盆前倾的人如果热衷于运动瘦身，那么也只能锻炼常用的腹部和大腿前侧的肌肉，就会导致大腿和臀部的肌肉更加结实，下半身越减越胖。

其实，这时我们需要做的是放松这些经常被用到的肌肉。

只有放松平时负担过重的肌肉，唤醒沉睡的肌肉，凸出的部位才会收紧，才能瘦身成功。

瘦腿瘦臀的禁忌：
锻炼肌肉会适得其反！

人体平时经常用到的肌肉群有两块，用不到的有八块。也就是说，其实我们只用到了全身20%的肌肉群。这20%的肌肉群周围的骨头和肌腱由于负担过重而导致腰痛等问题。如果不及时进行调整，就只能继续折磨这20%的肌肉群。

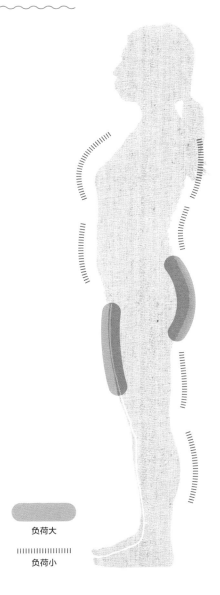

负荷大

负荷小

姿势标准很重要

　　下面，我跟大家分享一下顶级模特们在日常生活中经常用到的肌肉群。

　　充分利用身体各部位的肌肉群，不仅可以使背部得到伸展，还可以矫正骨盆位置，从而塑造良好体形。这些肌肉群大部分大家都没有听说过，名称和分类也比较晦涩难懂，所以我在本书中把它们统称为"模特躯干肌"。

　　"模特躯干肌"是保持模特般优美姿态必不可少的肌肉群。这里所说的"优美姿态"，即颈部、肩部、骨盆、膝盖和脚踝五个部位的关节连线要垂直于地面。在进行重塑躯干时，如果其中的三点在一条

模特躯干肌

1. 腹部、背部及肩胛骨周围的肌肉群（腹横肌、僧帽肌）
作用：通过收紧肩部塑形。
2. 吸气肌（胸锁乳突肌、斜角肌、外肋间肌、横膈膜）
作用：通过锻炼颈部至肋骨周围的肌肉群来伸展背部。
3. 从臀部到大腿的肌肉群（臀大肌、臀中肌、内转肌）
作用：保持骨盆垂直于地面。
以上所有的肌肉群统称为"模特躯干肌"。锻炼"模特躯干肌"可以有效解决局部肥胖的问题。

五点之中三点相连
就可以改善体形

直线上，那么剩下的两点也会自然地接近直线位置。首先，通过吸气肌、肩胛骨下方肌肉、臀部及大腿内侧肌肉调整颈关节、肩关节、骨盆至膝盖的角度，进而矫正体形和骨盆位置。几乎锻炼不到的腹部、背部、肋骨下肌肉群得到了有效锻炼，所以腰部收紧，而之前负担过重的大腿、腰部和小腿也因此变细。

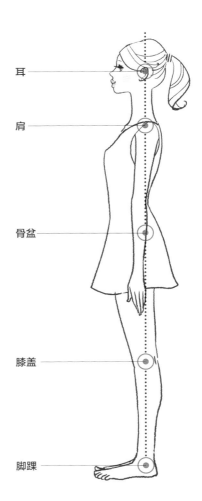

耳

肩

骨盆

膝盖

脚踝

整骨级别的有效瘦身法

那么，"模特躯干肌"得不到锻炼有什么后果呢？首先，骨盆错位（前倾或后倾），导致背部前倾，颈部前倾，脖子看上去变短。双肩向前，胸部下垂，小腹前凸。

如果骨盆前倾，腰部向前用力，臀部向后凸出，膝盖向内靠拢，导致"内八字"。如果骨盆后倾，臀部扁塌，膝盖向外弯曲，导致"外八字"。

所有这些问题都是由躯干不协调导致的。原本良好的体形和骨骼也会看上去不协调。

正确锻炼"模特躯干肌"，可以使颈部垂直于地面，肩部向后收紧，肋骨抬高，背部伸展，胸部抬高，腹部收紧。从正面看，膝盖向内微曲，看上去就像模特的站姿一样。骨盆位置得到矫正，从侧面看，也给人纤细的视觉效果。膝盖向内微曲也会在视觉上拉长双腿。

我们总认为"虎背熊腰"是骨骼宽大的原因，其实没有正确锻炼"模特躯干肌"才是导致体形不好的关键原因。

同一种骨骼，
不同种身材！

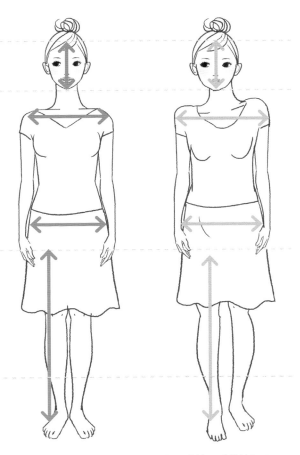

造成这种差异的根本原因是没有正确使用"模特躯干肌"，即使是原本体形良好的人，也会因为"模特躯干肌"锻炼不到位而导致体形问题。

秘诀 2
轻松增加能量消耗

　　"重塑躯干瘦身法"的第二个秘诀是轻松锻炼就可以不断增加每日的能量消耗。

　　正确锻炼"模特躯干肌"可以使全身肌肉得到均衡利用。那么，这一点为什么很重要呢？

　　事实上，增加人体每日能量消耗和提高基础代谢的最好方法就是增加肌肉量。

　　基础代谢占人体每日能量消耗的 70%，其中 40% 由肌肉消耗。全身运动系统有超过 400 块肌肉，即使疯狂锻炼位于腹部的腹直肌，也只不过锻炼到了有限的　　　　　　　　　　几块肌肉。与其如此，不如通

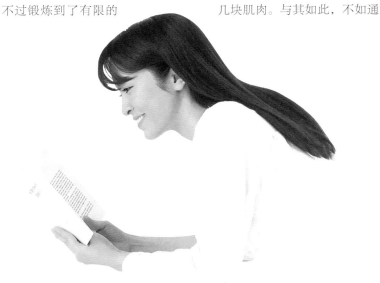

过锻炼"模特躯干肌"来保持良好的姿势，增加全身肌肉群，这样就可以轻松地增加每日的能量消耗。

20 ~ 30 岁的女性每周末最多也只能锻炼两个小时吧。一周有 168 个小时，即使这两个小时疯狂锻炼，那么也只占 1/84，剩下的 166 个小时还是处于不运动的状态。所以，应该是通过呼吸和日常动作来活动更多的肌肉，从而提高基础代谢，增加能量消耗。

不用长时间痛苦地锻炼，而是让身体自己增加能量消耗的方法更轻松有效。

这就是为什么很多人通过"重塑躯干瘦身法"瘦身成功的原因。

"肌肉型"和"脂肪型"都能瘦

很多人瘦身，都是想改变自己不完美的身材，有人想瘦小腹，有人想瘦大腿。但如果在躯干不协调的状态下坚持锻炼，那么即使体重下降，体形也不会改变，还可能反弹。

骨盆前倾的人腹部、臀部、大腿、小腿肚比较胖，而骨盆后倾的人手臂和大腿比较胖。明明很努力锻炼，但想瘦的部位就是减不下去，结果"看上去憔悴了"。

利用"重塑躯干瘦身法"矫正躯干，可以使身体和关节活动灵活，进而轻松减脂。

首先，矫正肌肉的使用方式，让更多的肌肉得到锻炼。肌肉的特点是"用就有，不用就没有"。所以正确锻炼"模特躯干肌"可以增加肌肉量，提高基础代谢，增加能量消耗。不用痛苦锻炼，也可以轻松减脂。

"肌肉型""脂肪型"都能瘦！

能量消耗增加

脂肪减少

减少多余肌肉

体形改变

秘诀 3
用对肌肉，不反弹

　　"重塑躯干瘦身法"的第三个秘诀是不反弹！

　　瘦身最常用的方法是"节食＋运动"。然而，节食会使人体所需营养得不到补充，导致肌肉减少，而且降低内脏的消化吸收功能。所以，节食会导致基础代谢下降，每日能量消耗减少。恢复正常饮食和生活后，即使摄入的食物量和之前相同，但由于基础代谢下降，身体耗能减少，多余的能量就会以脂肪的形式囤积在体内，导致越来越胖。

　　而"重塑躯干瘦身法"仅需 5 分钟就可以重塑躯干，帮你锻炼平时用不到的"模特躯干肌"，使全身肌肉达到平衡状态，轻松减脂瘦身。让你在不知不觉间激活全身肌肉群，通过增加肌肉提高基础代谢和增加能量消耗，不反弹。

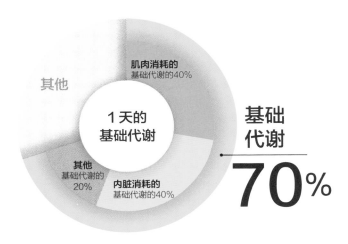

肌肉消耗的
基础代谢的40%

其他

1 天的
基础代谢

其他
基础代谢的
20%

内脏消耗的
基础代谢的40%

基础
代谢
70%

另外，如果坚持锻炼两个月，那么全身的肌肉都会得到明显改善，60%的肌肉群都定型为"模特躯干肌"，剩下的40%也基本定型。所以，即使停止锻炼，躯干重塑已经完成，体形也不会发生变化，不存在反弹的问题。

"重塑躯干瘦身法"为何不反弹？

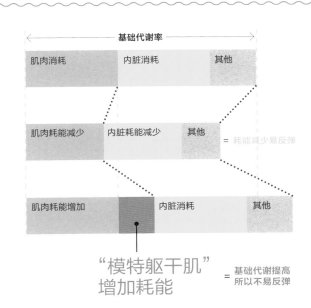

○进行基础代谢的 身体部位

基础代谢率

肌肉消耗　内脏消耗　其他

×一般的瘦身方法 容易减掉肌肉

肌肉耗能减少　内脏耗能减少　其他　= 耗能减少易反弹

◎"重塑躯干瘦身法"

肌肉耗能增加　内脏消耗　其他

"模特躯干肌" 增加耗能　= 基础代谢提高 所以不易反弹

唤醒沉睡的肌肉群

我们曾做过一个对比试验，发现模特和普通人平时使用的肌肉群差别很大。我们让两个人都站在跑步机上走路，通过对比两人的肌电图，我们发现：模特站立时会保持腿部垂直于地面，较少使用大腿内转肌和小腿肚的胫骨前肌等腿内侧肌肉，几乎不用大腿外侧肌肉，而较多使用腹部、背部及臀部等躯干肌。

相反，普通人因为不能很好地利用躯干肌，导致骨盆前倾或后倾，姿势不协调，只有腿外侧肌肉得到锻炼。骨盆前倾的人只用到大腿上方和小腿肚上方的肌肉，骨盆后倾的人只用到大腿下方和小腿肚下方的肌肉，所以导致这些部位的肌肉尤其发达。

日本东京大学曾有研究结果表明，收腹走路可以锻炼更多的肌肉群，增加能量消耗 40%。同样，正确使用"模特躯干肌"也可以增加耗能。因为"模特躯干肌"可以帮我们抬高肋骨，矫正姿势，通过锻炼躯干肌和大腿内侧的肌肉，可以增加能量消耗，轻松塑造完美曲线。

大部分女性的躯干
肌都处于休眠状态

模特

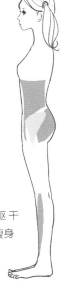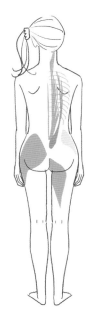

激活"模特躯干肌"可以轻松瘦身

普通人

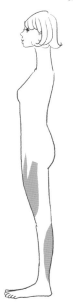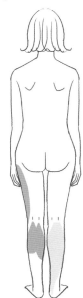

躯干肌得不到锻炼,基础代谢低

意外惊喜 1：
瘦脸

如果"模特躯干肌"得不到锻炼，那么颈部和下颚就会前倾，脖子看上去会变短。脖子变短不仅显脸大，更让整个人看起来臃肿。大多数女生在自拍时，都会把手机放在斜上方的角度，并微收下巴。因为经验告诉我们下巴向前凸出会显脸大，所以拍照时都尽量收下巴。

锻炼"模特躯干肌"后，颈部后缩，下巴自然收紧，也达到了瘦脸的效果。那么大家可能会有疑问，只是视觉上脸变小了吗？回答是：不仅是视觉上，而是确实会变小。

锻炼"模特躯干肌"可以有效消除水肿。颈部前倾时，胸锁乳突肌受到压迫，附近的淋巴运行受阻，容易导致脸和身体水肿。而"模特躯干肌"可以帮助我们矫正姿势，使胸锁乳突肌得到伸展，淋巴循环变得顺畅。所以，脸和身体的水肿问题消失，自然就会变瘦。

改善淋巴循环
轻松瘦脸

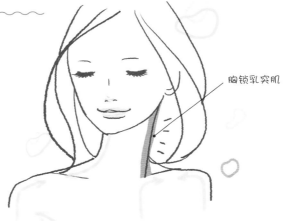

胸锁乳突肌

胸锁乳突肌是"模特躯干肌"中的一种,锁骨和淋巴结位于其下方,全身的淋巴液最后会流入左侧锁骨下的淋巴结。

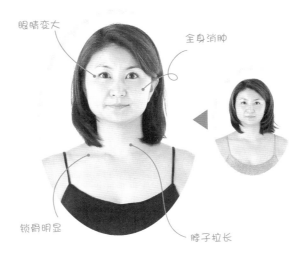

眼睛变大

全身消肿

锁骨明显

脖子拉长

意外惊喜 2：
肩痛、颈痛、头痛、便秘、体寒统统消失

　　有效地利用"重塑躯干瘦身法"，可以调整人体主要关节颈椎关节和肩关节，减轻由于姿势不良引发的颈椎痛和肩痛。另外，便秘也会消失。

　　如果"模特躯干肌"得不到有效锻炼，就会导致肩部变厚、骨盆后倾，内脏下垂。那么内脏功能就会下降，其中最明显的就是肠胃的消化和吸收功能。

　　"模特躯干肌"可以帮助我们有效改善体形，恢复内脏功能，增加肠蠕动，轻松通便。

　　人体体温 60% 来自肌肉，重塑躯干可以增加肌肉量，有效解决女性体寒的题。

　　如此看来，"重塑躯干瘦身法"不仅可以瘦身，还可以缓解肩痛、便秘、体寒等身体不适。

女生的身体
不适统统消失!

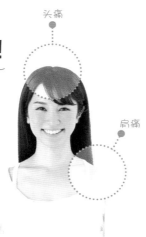

头痛

肩痛

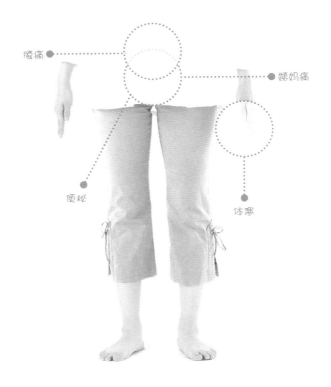

腰痛

姨妈痛

便秘

体寒

意外惊喜 3：
年过 40 照样轻松瘦身

通常，年龄、瘦身史和瘦身难易程度成正比。每反弹一次，肌肉量都会减少，脂肪则会囤积。随着基础代谢下降，瘦身次数越多，越容易反弹，越容易形成易胖体质。

随着年龄增长，肌肉量也会减少，导致瘦身越发困难。从 20 岁开始，人体的肌肉量就会逐渐减少。特别是位于腹部、背部、大腿及大腿根部的深层肌肉的羽状肌，只要不锻炼就会迅速减少。

女性由于荷尔蒙的影响，易于囤积脂肪而不易增肌。与男性相比，女性只能分泌二十分之一的"睾丸素"，这种激素负责增肌；而雌激素的分泌增加会导致脂肪囤积。

过度节食、深层肌肉减少、激素导致的肌肉量减少都会导致骨盆错位，进而使一部分肌肉负担加重，另一部分肌肉得不到锻炼。

通过"重塑躯干瘦身法"调整姿势和骨盆，就可以有效地锻炼包括深层肌肉在内的全身肌肉，还可以对抗年龄增长导致的肌肉减少，所以不管是 20 岁，还是 40 岁，都可以瘦身成功。

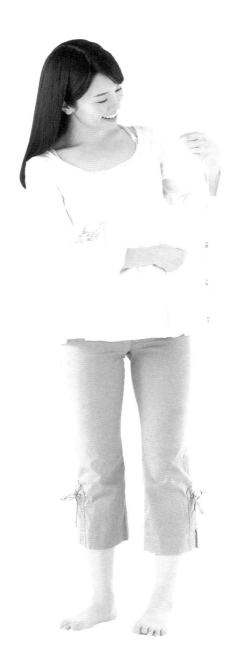

借助外力增高体温，不会加快新陈代谢

很多人认为通过长时间泡澡和蒸桑拿流汗的方式可以加快代谢瘦身。但这是个误区。我们的身体自身有危机管理能力，如果外部温度升高导致出汗，身体会自动降低体表温度来调节。如果每周蒸桑拿或做高温瑜珈超过 90 分钟，则不利于代谢。首先，肌肉中的水分含量高达 70%，当人体流失大量水分后，肌肉的功能就会下降，导致肌肉量减少，最终影响能量消耗和基础代谢。

而适度运动后由肌肉产生热量出汗的方式则可以很好地达到燃脂的效果。

所以，除了适度运动外，通过外部温度增高流汗的其他任何方式都不会消耗能量，更不会提高基础代谢。

第 2 章

"重塑躯干瘦身法"
5分钟效果惊人

仅需两周，
人人都可以重塑躯干

    一般人很难判断自己是骨盆前倾还是骨盆后倾，也不知道自己身体什么部位的肌肉硬，什么部位的肌肉软。所以，在本书中，我将为大家介绍人人都适用的锻炼法，并且这种锻炼法效果显著。它的秘诀就是"模特躯干肌"。

    很好地锻炼"模特躯干肌"，可以重塑躯干，让颈部、肩部、骨盆、膝盖和脚踝五个受力点的连线垂直于地面，纠正不协调的身体姿势，塑造模特般的完美身材。

    这套瘦身法只需坚持两周，就可以轻松矫正姿势和骨盆。即使你现在存在骨盆错位的问题，也只需一天 5 分钟，就可以释放负担过重的肌肉群，唤醒沉睡的"模特躯干肌"，在不知不觉中锻炼全身的肌肉群。

一天5分钟，
轻松搞定

1

5
训练
改变
年轻身体

2

5

4

3

一般锻炼肌肉时，都会只锻炼本来就负担过重的肌肉，导致肌肉发达的部分越来越胖，而大部分人在锻炼时都不会有意识地正确使用肌肉。"重塑躯干瘦身法"很好地解决了这个问题，它可以帮助你下意识地锻炼到每一块肌肉，所以请放心锻炼吧。

划重点：切忌多做！

这套瘦身法的重点就是一定不可以贪多。最好是按顺序从第一步到第五步，每个步骤 1 分钟，一共 5 分钟。最开始的两周坚持每天锻炼 5 分钟，之后可以减为一周三次。长时间做一个动作会让肌肉产生惯性而达不到锻炼的目的，所以最好在中间休息一下，这样可以保持对肌肉的持续刺激。

坚持两个月就可以塑造模特躯干，之后即使停止锻炼也会继续保持身材。有人还会担心反弹，但这种担心是多余的。一旦你学会了骑自行车，那么，即使有一段时间不骑，也不会丧失这种能力。同样的道理，身体对于肌肉的使用也是有记忆功能的，虽然"重塑躯干瘦身法"是一种锻炼肌肉的方法，但我们可以更准确地将其理解为，让你的身体掌握正确使用肌肉的方法。

当把锻炼的频率降到每周三次时，如果配合第 82 页的锻炼方法，就会得到更好的效果。

锻炼时间没有限制，早上锻炼可以增加一天的能量消耗，晚上锻炼可以矫正白天错误的姿势。这套瘦身法不需要任何道具，5 分钟足矣，从今天开始抽空锻炼吧。

基本原则

1

只做一种就可以矫正姿势，但想要达到最好的效果，最好是按顺序从第一步到第五步进行锻炼。

2

无论多想瘦，一天最多只能做两次。

3

第三周开始可以减为一周三次。

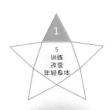

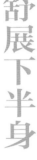

第1步

1

舒展下半身

第1步是塑造"模特躯干肌"的基础步骤，这一步可以刺激包括肩胛骨下侧、吸气肌、臀部上方、大腿内侧、骨盆周围在内的全身肌肉群，而大部分女性都没有锻炼到这些肌肉。锻炼臀部上方和大腿内侧的肌肉可以达到翘臀瘦腿的效果。

准备动作

身体趴在地面上，双手置于头部后侧，收紧下巴。

1.

身体趴在地面上，双手置于头部后侧，收紧下巴。

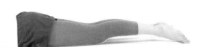

NG

膝盖不能弯曲

因为膝盖弯曲导致大腿无法上抬，大腿内侧肌肉得不到锻炼

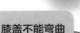

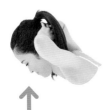

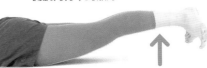

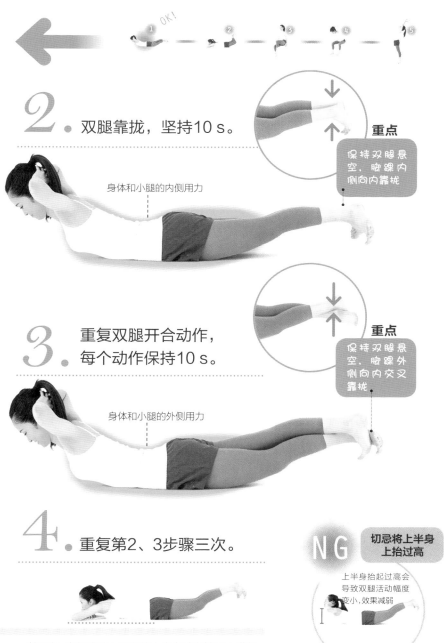

OK!

2. 双腿靠拢，坚持10 s。

身体和小腿的内侧用力

重点

保持双腿悬空，脚踝内侧向内靠拢

3. 重复双腿开合动作，每个动作保持10 s。

身体和小腿的外侧用力

重点

保持双腿悬空，脚踝外侧向内交叉靠拢

4. 重复第2、3步骤三次。

简易版:觉得难的人可以将上半身贴在地面上进行

NG 切忌将上半身上抬过高

上半身抬起过高会导致双腿活动幅度变小,效果减弱

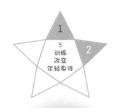

1
5　　　2
训练
改变
年轻身体

第2步

2

翘
起
臀
部

膝盖向两侧打开，双脚相对上下交叉，这样可以锻炼到平时几乎用不到的臀部上方和两侧的肌肉，达到收紧臀部的效果。这个动作可以解决大部分女性都存在的臀关节变形的问题，还可以收紧大腿和臀部脂肪团，改善 O 形腿。

准备动作

身体趴在地面。

1.

膝盖向两侧打开，
双脚相对上下交叉。

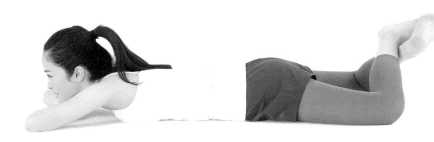

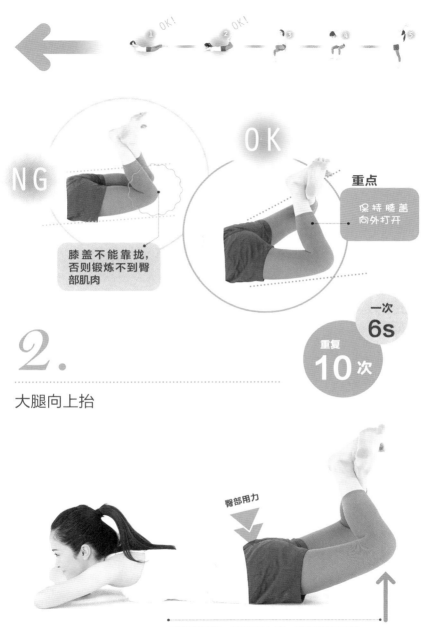

NG

OK

重点

保持膝盖
向外打开

膝盖不能靠拢，
否则锻炼不到臀
部肌肉

一次
6s

重复
10次

2.

大腿向上抬

臀部用力

将双膝悬空，双腿向上抬，但切记不可抬
得过高，否则会增加腰部负担

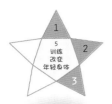
第3步

3

收紧腰方肌

这里希望大家注意背部的两块肩胛骨。在日常生活中，我们几乎不会做收紧肩胛骨的动作，但这个动作却可以帮助我们很好地塑造体形。保持这个动作还有助于增加能量消耗。

1.

坐在床上，将双手放在臀部两侧。

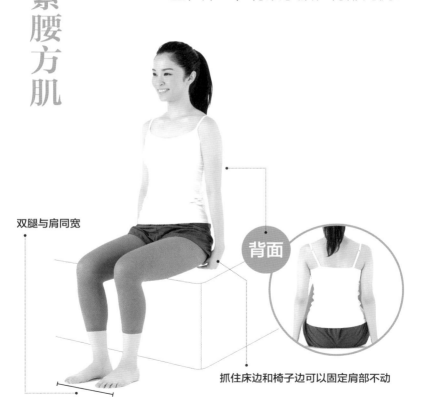

双腿与肩同宽

背面

抓住床边和椅子边可以固定肩部不动

2.

抬起一侧的臀部。

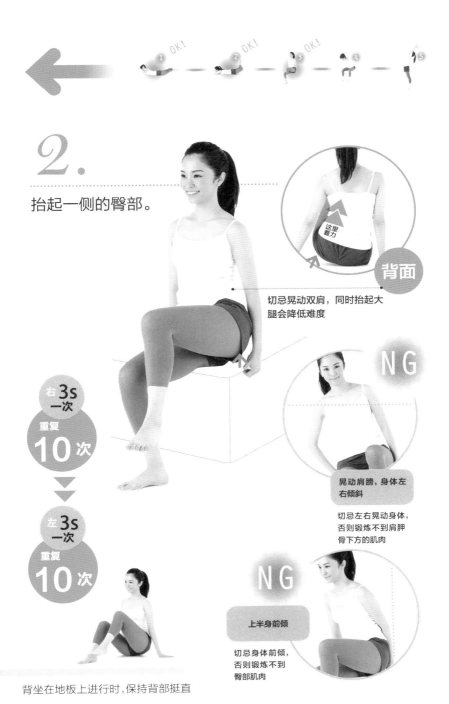

背面

这里着力

切忌晃动双肩，同时抬起大腿会降低难度

右 **3s** 一次

重复 **10** 次

左 **3s** 一次

重复 **10** 次

NG

晃动肩膀，身体左右倾斜

切忌左右晃动身体，否则锻炼不到肩胛骨下方的肌肉

NG

上半身前倾

切忌身体前倾，否则锻炼不到臀部肌肉

背坐在地板上进行时，保持背部挺直

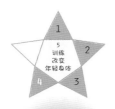

第4步

4

收紧躯干

大多数女性因为骨盆前倾或后倾问题，都没有很好地锻炼吸气肌。这个动作可以很好地锻炼吸气肌，还可以锻炼到腹直肌、腹斜肌以及腹横肌等腹部肌肉，达到瘦腰的效果。

1.

坐在床边，双手抓住双肘。

坐在床边或椅子上，抓住双肘，将双肘置于膝盖上

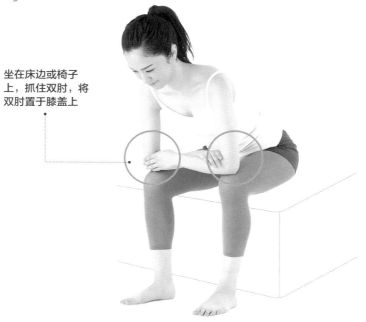

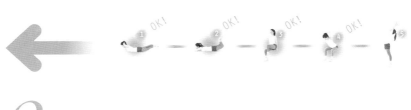

2.

保持双手姿势，
将胳膊向上穿过头顶。

保持
6s

重复
10 次

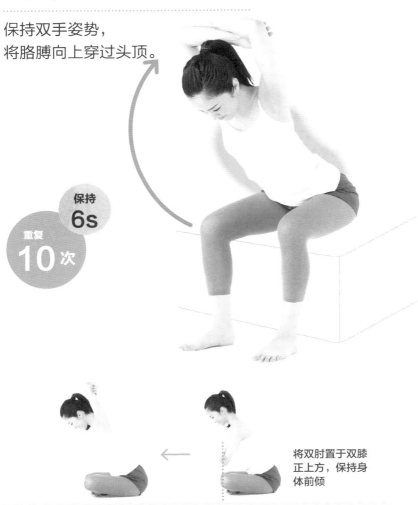

将双肘置于双膝
正上方，保持身
体前倾

也可以盘腿坐在地板上

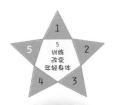

5

训练
改变
年轻身体

第5步

5

调整全身平衡

到目前为止，我们已经完成了从第1步到第4步的动作，很好地锻炼了"模特躯干肌"。接下来，我们需要将这些肌肉全部连起来运动，让它们保持协调。通过最后的步骤，可以增加能量消耗。

1.

下蹲，保持抱团动作。

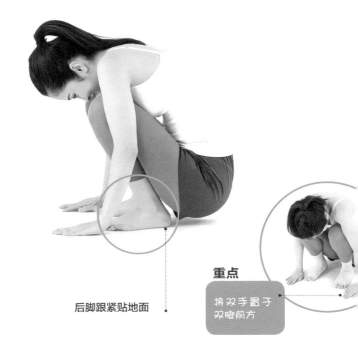

后脚跟紧贴地面

重点

将双手置于双脚前方

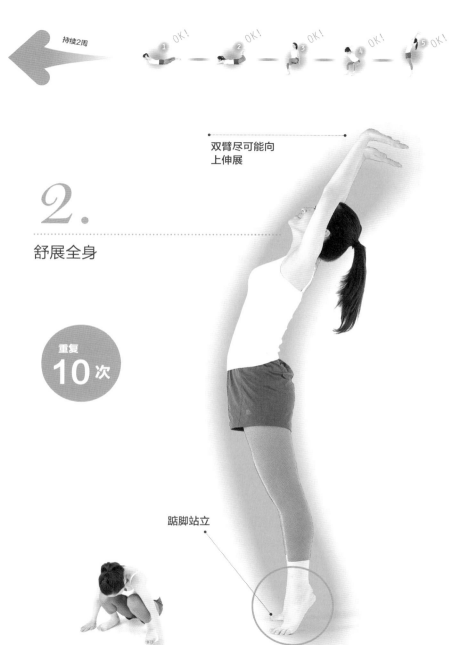

1 OK! — 2 OK! — 3 OK! — 4 OK! — 5 OK!

2.

舒展全身

双臂尽可能向
上伸展

重复
10次

踮脚站立

简易版：加宽双脚间的距离可以降低动作难度

激活"模特躯干肌"

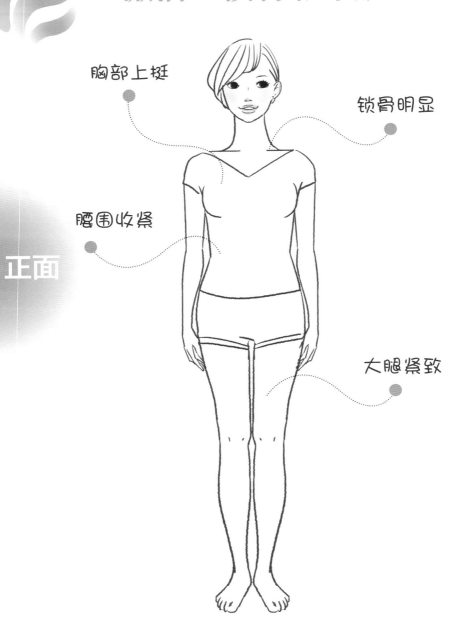

胸部上挺

锁骨明显

腰围收紧

正面

大腿紧致

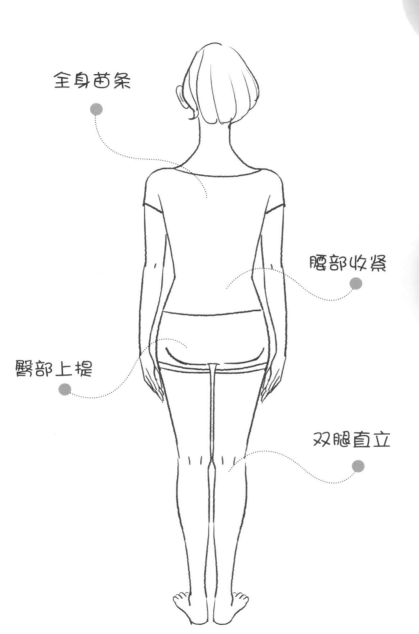

全身苗条

腰部收紧

臀部上提

双腿直立

背面

风靡一时的核心训练
不适合瘦身

  运动员经常做的核心训练也被很多瘦身人士追捧。运动竞技中的核心训练是以提高竞技能力为目的。例如，足球运动员训练是为了在碰撞过程中保持身体平衡；田径运动员训练是为了锻炼平衡能力，在跳高或跑步时保持身体稳定性。这些训练都是为了尽可能减少能量消耗，因为过多地消耗躯体能量会影响比赛时的发挥。运动员进行核心训练并不适合瘦身的人。

  能量消耗＝重量 × 移动距离。锻炼"模特躯干肌"可以抬高肋骨，进而抬高身体重心，使身体处于一种不稳定的状态。所以，无论是站立还是走路都要尽力保持身体平衡，这些为了保持平衡而增加的动作可以增加能量消耗。

第3章

模特保持身材的
饮食秘诀

秘诀 1
每天保证摄入优质蛋白质

　　保证消耗能量的肌肉量不减少，增加基础代谢，这需要我们在每餐都摄入蛋白质。

　　首先，每日蛋白质的摄入量和体重成正比。每千克体重需要摄入 1.5 g 蛋白质。例如，一个成年人的体重为 50 kg，那么她每天需要摄入 75 g 的蛋白质，那么，每餐需摄入 25 g 的蛋白质。富含蛋白质的食物中，所占蛋白质的含量最多为食物总量的四分之一，所以需要每餐摄入 100 g 左右的鸡蛋、肉类、鱼类等优质蛋白质才可以保证每日蛋白质的摄入量。

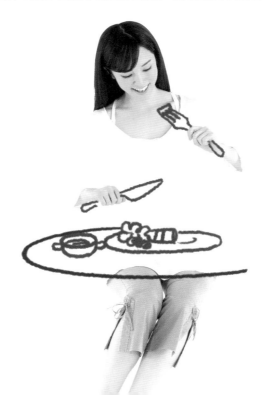

优质蛋白质来源与非优质蛋白质来源

应远离含糖量高的食物，如香肠、火腿、生火腿、牛肉饼、竹轮等加工食品。

我不建议大家通过食用豆腐等豆制品来补充蛋白质。食用 150 g 牛腿肉可以补充 30 g 蛋白质，而同样食用 150 g 豆腐仅可以补充 8 g 蛋白质。另外，动物蛋白的消化吸收率高达 90% 以上，而植物蛋白的消化吸收率不到 40%，一盒豆腐中可以被吸收的蛋白质仅有 3 g 左右。

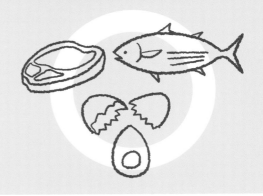

优质蛋白质来源：牛肉、鱼肉、鸡蛋

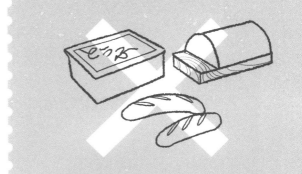

非优质蛋白质来源：豆腐、面包

秘诀 2
早餐必须在起床后半小时内解决

不吃早饭最容易变胖，所以最好在起床后半小时之内吃完早饭。作为体重最重的一群人——相扑运动员，他们每天早上起床后开始训练，等到中午才开始吃饭。明明吃的是很健康的相扑火锅（一种相扑运动员吃的火锅，盛满鸡肉、丸子、鱼肉、豆制品和蔬菜等），却越来越胖，原因就是不吃早饭。

那么，为什么不吃早饭会变胖呢？我们早上起床后，前一天摄入的能量已经所剩无几，这时身体就会进行"糖异生"来保证血糖值处于正常状态。所谓糖异生，就是将非糖物质转化为葡萄糖或糖原的过程，所以这时就会消耗我们体内的肌肉，导致肌肉减少，基础代谢下降。

如果从早上到中午不摄入任何食物，没有碳水化合物为我们的身体提供能量，保证血糖值，那么到中午时血糖值就会下降到最低点。相应的，到中午吃饭时，血糖值就会突然升到最高点。

于是负责囤积脂肪的胰岛素大量分泌，导致变胖。

一旦血糖值变化出现异常，忽高忽低，这种状态有可能会持续一天时间。所以，为了保证血糖值的稳定，最好在早起后 30 分钟内解决早饭。

不吃早饭导致越来越胖

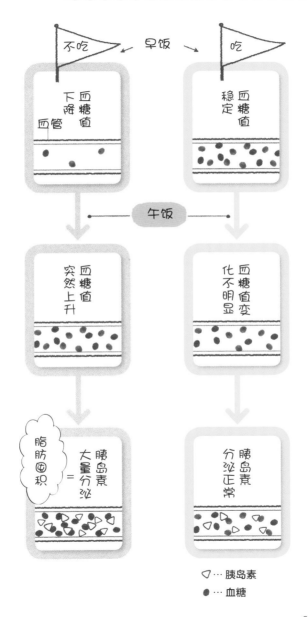

早饭 不吃 → / ← 吃

不吃：血糖值下降 血管
吃：血糖值稳定

午饭

不吃：血糖值突然上升
吃：血糖值变化不明显

不吃：脂肪囤积 = 胰岛素大量分泌
吃：胰岛素分泌正常

▽⋯胰岛素
● ⋯血糖

秘诀 3
每日三餐以上

保证一日三餐很重要。大家可以保持现在每天摄入的食物总量，但我推荐的方法是少食多餐。

有人可能会认为瘦身一天真的可以吃那么多吗？事实上，基础代谢消耗的热量占每日消耗总热量的 70％，而基础代谢中百分之五十的能量消耗都来自肠胃对食物的消化吸收。所以，节食会导致基础代谢下降，而多餐可以增加能量消耗。

摄入的食物在体内被消化吸收的时长为：蛋白质 3 ~ 6 个小时，食物纤维 3 个小时，碳水化合物（糖分）20 分钟至两个小时。所以我们看出，摄入足够的蛋白质和食物纤维是最好的增加能量消耗的方式。

原则上，每天可以摄入碳水化合物的时间为从早晨到下午 5 点。食物纤维从早到晚都可以足量摄入。瘦身期间尽量避免吃油炸食品、甜食、盖饭、意大利面、咖喱、炒饭、拉面等糖分含量过高的食物。

摄入优质的植物油也有利于脂肪分解。女性每日摄入 1~2 大勺的橄榄油有助于燃烧脂肪。

正常饭量的女生瘦身食谱

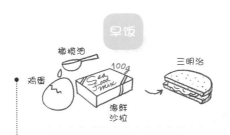

早饭

鸡蛋（1个）、海鲜沙拉（100g）、三明治（用
1大勺橄榄油做的鸡蛋卷夹在全麦面包里）

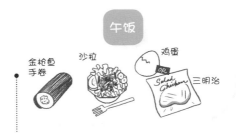

午饭

便当：分量为早饭的70%
买便利店的食物：金枪鱼手卷、沙拉
去饭店：糙米（70g）、主菜、小菜、汤

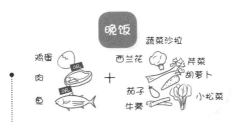

晚饭

鸡蛋/肉/鱼（100g）、蔬菜沙拉（西兰花、
芹菜、牛蒡等需要咀嚼的蔬菜和小松菜、茄子、
胡萝卜等蔬菜）

饭量小或一日一餐的女生瘦身食谱

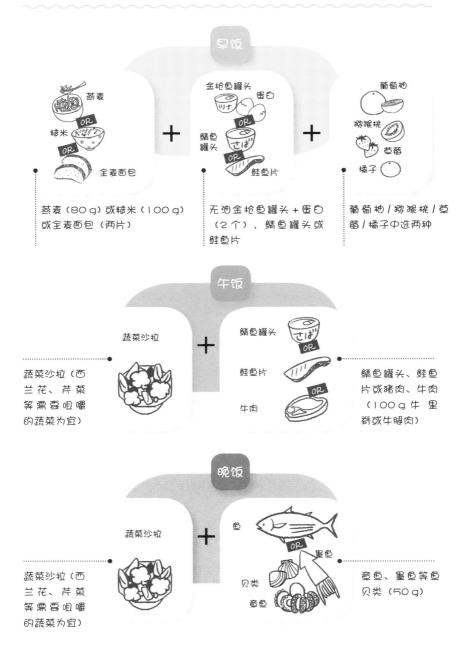

早饭

燕麦 OR 糙米 OR 全麦面包

+

金枪鱼罐头 蛋白 OR 鲭鱼罐头 OR 鲑鱼片

+

葡萄柚 猕猴桃 草莓 橘子

燕麦（80 g）或糙米（100 g）或全麦面包（两片）

无油金枪鱼罐头 + 蛋白（2 个），鲭鱼罐头或鲑鱼片

葡萄柚 / 猕猴桃 / 草莓 / 橘子中选两种

午饭

蔬菜沙拉

+

鲭鱼罐头 OR 鲑鱼片 OR 牛肉

蔬菜沙拉（西兰花、芹菜等需要咀嚼的蔬菜为宜）

鲭鱼罐头、鲑鱼片或猪肉、牛肉（100 g 牛里脊或牛腿肉）

晚饭

蔬菜沙拉

+

鱼 OR 墨鱼 贝类 章鱼

蔬菜沙拉（西兰花、芹菜等需要咀嚼的蔬菜为宜）

章鱼、墨鱼等鱼贝类（50 g）

生活不规律也能瘦

　　瘦身时，选择什么时候吃也是有讲究的。然而，大部分人都不知道适合的吃饭时间。有人由于工作性质的原因，生活不规律，经常黑白颠倒，没办法三餐规律；有人想在最短的时间瘦身成功，却不知道吃饭的最佳时间。

　　首先，睡前四小时最好不要进食，所以我们要先规定晚饭时间。例如，如果一个人凌晨 2 点睡，那么他需要在晚上 10 点前吃晚饭。早饭就像之前介绍过的一样，在早起后 30 分钟内解决。午饭最好是在早饭和晚饭的中间吃，因为如果时间间隔过长，血糖值不能保持稳定，脂肪就会不断固积。所以，我们必须保证至少一日三餐。

　　如果肚子稍微有点饿，那么可以吃少量芝士来增加饱腹感。因为芝士中含有脂类和盐分，只需摄入少量即可。而且芝士中富含蛋白质和脂类，需要一定的时间才可以被人体消化吸收，同时可以增加能量消耗。

想吃零食怎么办？

　　大家都有特别想吃甜食的时候吧。如果这时我们拼命克制自己，其实也不利于瘦身。那么怎么办呢？我们可以选择血糖值上升比较缓慢、血糖生成指数（GI）较低的食物。这种辅助性食品是蛋白质、脂类和糖分含量较低的碳水化合物，是一种复合型碳水化合物。因为其中也富含膳食纤维，需要较长时间消化吸收，所以饱腹感维持时间更长。

　　相反，包子和蛋糕这种导致血糖值迅速上升的高糖食物仅需20分钟消化吸收，所以瘦身期间应尽量避免摄入这些食物。

　　那么，如何吃呢？我推荐大家在吃这种复合型碳水化合物时，最好分为下午2点和下午3点两次吃完。如果消化吸收这些食物需要一个小时，那么分两次吃完就可以让内脏持续消耗能量两个小时，也就是多消耗了一倍的能量。这样吃零食不会使血糖值骤升，所以不容易囤积脂肪。

多喝水，少喝酒

　　人体内水分的含量和肌肉量、基础代谢率息息相关，所以要想瘦身成功，必须保证摄入足量水分。

　　人体每日应摄入的水分为：体重（kg）×50 ml。一个体重为 50 kg 的人，每日的饮水量应为 2.5 L，这其中包括水、茶、咖啡等。

　　这里需要说明的是，虽然酒里也含有水分，但不可以摄入酒精。喝酒会影响肝脏功能，导致脂肪不被分解。摄入一杯酒可以使脂肪代谢停止 4 h，摄入两杯酒则会导致脂肪代谢停止 8 h。

　　对于很难戒酒的人来说，一周可以选择两天喝酒。与每天少量摄入相比，将喝酒和不喝酒的天数分开可以从总量上增加脂肪的燃烧。另外，喝完酒后第二天早晨最好多吃柑橘和草莓等水果。水果中富含分解酒精所需的糖分、水分和酶。

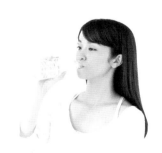

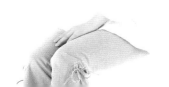

节食是大忌！

　　断食瘦身法曾一度很热，但说实话，我并不推荐这种瘦身法。甚至可以说，这种瘦身法有百害而无一利。通过每天只喝酵素瘦身，虽然短期内体重有所下降，但减掉的其实只是水分。一旦停止，体重就会迅速反弹。而且，不只是体重反弹，这种瘦身方法还会导致身体水分流失，体内肌肉含量减少，基础代谢下降。重复多次这种只求速成的瘦身，会导致身体出现严重的问题。

　　另外，由于断食时内脏不进行食物的消化吸收，所以导致基础代谢和能量消耗急剧下降。而肌肉减少也会导致基础代谢下降，脂肪不断囤积。不仅如此，重复多次断食还会导致身体变成易胖体质。

第 4 章

锻炼小妙招
助你塑造好身材

制定合理的瘦身计划

我问过很多人瘦身失败的原因，大部分都是因为制定的目标过高难以实现，受到打击而放弃瘦身。好不容易坚持到现在，如果就此放弃岂不可惜？下面，我就给大家介绍一些简单易行而且不会反弹的瘦身计划吧。

虽然都是用"重塑躯干瘦身法"塑形瘦身，但每个人的进度情况各有不同。当我们在制定目标时，最好按每个月减重原始体重的5%的标准来制定。例如，一个60 kg的人，她每个月应减重3 kg。如果减重过多，会导致肌肉减少。

如果一个体重为60 kg的人想减重6 kg，我推荐的瘦身计划是前一个月减重4 kg，后一个月减重2 kg，而不是每个月各减重3kg。因为一般情况下，瘦身越到后期体重降得越慢，所以如果在前半段减重较多，后半段会比较容易实现目标。

运动的同时节食，此外每天再多消耗2093 KJ的热量，就可以轻松瘦身成功。最好是从控制点心和甜食的摄入开始循序渐进。例如，少吃一个布丁，就可以少摄入1256 KJ。那么，如果通过"重塑躯干瘦身法"提高了基础代谢，剩下的837 KJ也可以轻松消耗。

在制定好目标后，先不要急于开始，首先应该弄清楚一个问题，就是"你瘦身成功后要干什么，想过什么样的生活"。如果把这个问题搞清楚了，那么你已经成功一半了。如果没有任何想法，只是单纯地想减重3kg的话，那就有可能在减重成功后放肆吃喝，还有可能反弹，甚至比之前还胖。

先认真思考你究竟为　　　　　　什么瘦身，瘦了以后可以有什么变化。例如，瘦了　　　　　　以后可以交到很多朋友，每天过得很充实；或者　　　　　　瘦了以后就可以穿喜欢的衣服。

不管是　　　　　　为什么瘦身，我希望大家一定要先　　　　　　弄清楚自己的想法，然后再开　　　　　　始实践瘦身计划。

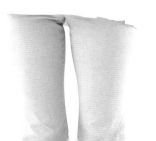

如何跨越"瓶颈期" 不反弹

在瘦身的过程中，有时候我们会忍不住暴饮暴食。虽然这种情况时有发生，但如果就此放弃就太可惜了。所以，下面我教大家用一周时间恢复身材的方法，把吃进去的热量消耗掉。例如，通过骑自行车消耗8372 KJ，每天少摄入 1256 KJ，这样坚持七天就可以消耗之前暴饮暴食摄入的热量。

这里需要注意一点，千万不可以只通过运动来消耗能量。即使在周末做 8 小时的瑜伽，也只能消耗 1674 KJ，周六日各跑 5 km，也消耗不了多少热量。只有运动狂人才会想要通过疯狂运动这种方式来消耗之前摄入的热量。

如果你不但控制饮食，还疯狂锻炼，但体重却减不下去，那说明你到了瓶颈期，即每天的能量消耗和能量摄入处于基本吻合的状态。

这时，如果急于求成减少食物摄入的话，就有可能导致暴饮暴食和反弹。那么，我们该如何度过瓶颈期呢？这时，不妨尝试改变食物的种类和产地。例如，将青苹果换成红苹果，将美国产的牛肉换成澳洲产的牛肉。改变日常食物的种类和产地，进而改变摄入的营养，这样可以对身体产生刺激，有利于瘦身。

如果在节食后恢复正常饮食而出现反弹的情况，那么可以将每日的摄入量减少 20%，做到吃饭八分饱。内脏消化吸收食物的次数增加可以提高基础代谢，增加能量消耗。

停止减肥

如果恢复正常饮食后体重反弹，那么请保持半年不瘦身的状态，之后身体会慢慢变瘦。按正常食量也会变胖，这是因为基础代谢能力下降导致身体进入脂肪囤积的模式。如果保持半年时间不瘦身，这种身体容易脂肪囤积的模式就会消失，基础代谢、血液浓度和消化吸收功能都会恢复正常，之后再瘦身就会容易成功。

停止恶性循环，锻炼小妙招帮你度过瓶颈期

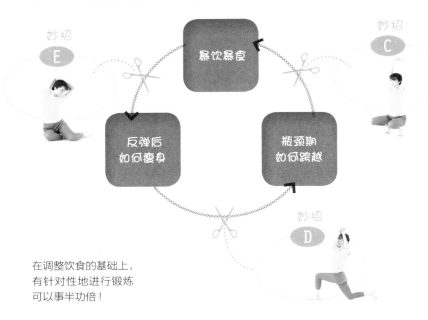

妙招 E

妙招 C

暴饮暴食

反弹后如何瘦身

瓶颈期如何跨越

妙招 D

在调整饮食的基础上，有针对性地进行锻炼可以事半功倍！

我们每天大部分时间都是坐着，例如，在办公室工作时，在车里，在吃饭时……坐着的时候最容易变胖的部位就是腹部。除了腹部，这套动作还可以让我们坐着就锻炼到背部、肋骨、肩胛骨周围肌群，增加能量消耗。所以，坐着的时候别忘了抽时间锻炼，在不知不觉中就可以提高基础代谢，燃烧脂肪！

『忙里抽闲』瘦身法——坐着就能瘦

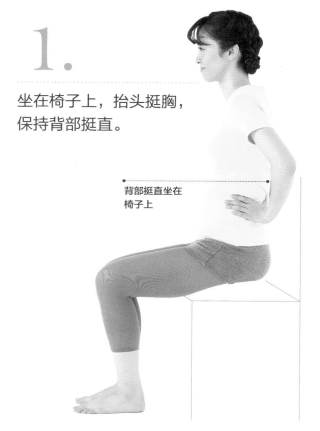

1.

坐在椅子上，抬头挺胸，
保持背部挺直。

背部挺直坐在
椅子上

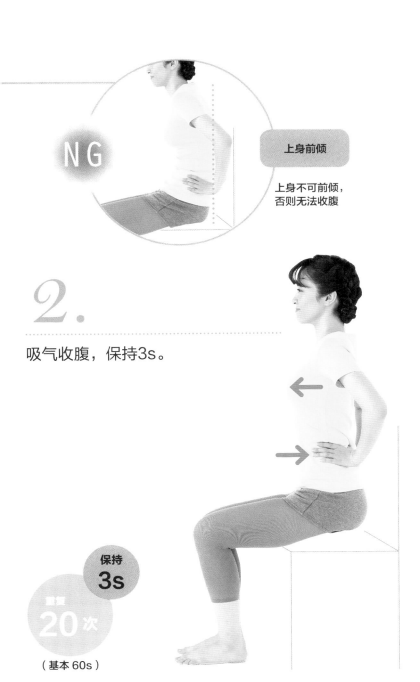

NG

上身前倾

上身不可前倾，
否则无法收腹

2.

吸气收腹，保持3s。

保持
3s

20次

（基本 60s）

「累时偷闲」瘦身法——睡觉也能瘦

大部分人在日常活动中都只用手部和脚部力量，如果平躺在床上或地板上做翻身动作，就可以很好地锻炼到躯干肌，而不使用手部和脚部力量。这样，"模特躯干肌"就自然得到锻炼，每天的能量消耗也会增加。这个动作只需要躺着做，所以适合累的时候做。

准备动作

脸朝上平躺，双臂向两侧伸展。

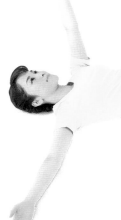

1.

身体转向一侧，单臂向上举起。

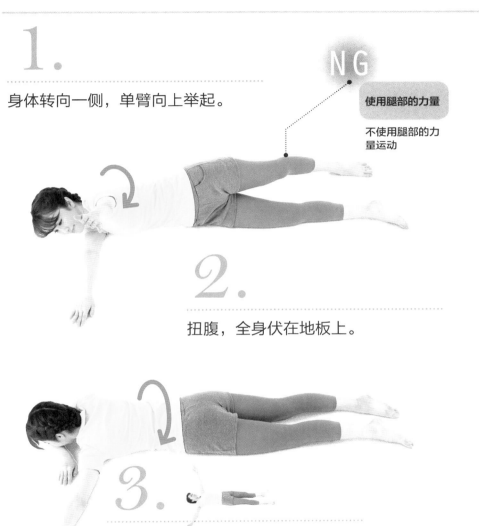

NG

使用腿部的力量

不使用腿部的力量运动

2.

扭腹，全身伏在地板上。

3.

返回准备动作。

重复
10~15次

可以只做
一侧

瓶颈期的特殊瘦身法

我们在瘦身过程中都会遇到瓶颈期。如何跨越瓶颈期，秘诀就是激活新的肌肉群。通过锻炼平时用不到的肌肉群，可以使身体受到新的刺激，从而达到意想不到的效果。这些动作可能很夸张，但可以使全身的肌肉活跃起来。如果你到了瓶颈期，那么就请试试这套动作吧。

1.

伸展全身。

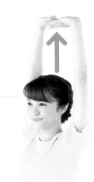

垫脚站立，双手十指
相扣，尽力伸展

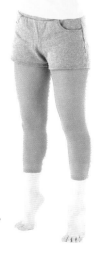

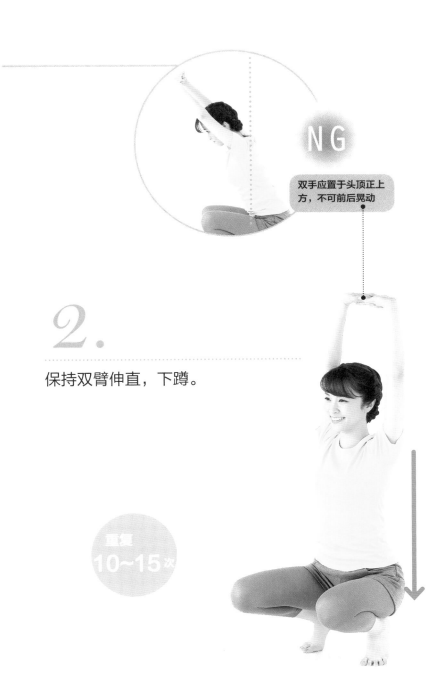

NG

双手应置于头顶正上方，不可前后晃动

2.

保持双臂伸直，下蹲。

重复
10~15次

反弹时期的瘦身法

　　反弹就是只要停止瘦身，就会恢复到原来的体重，甚至比之前更胖。反弹的时候平时用到的肌肉群也会逐渐减少，导致能量消耗减少，变成易胖体质，使瘦身更加困难。这套动作不仅可以锻炼到减少的肌肉群，还可以锻炼到平时用不到的肌肉群，提高基础代谢的效果。另外，消失的肌肉群重新被唤醒也进一步提高了脂肪燃烧效果。

1.

十指相扣，双臂向前伸展，双腿下蹲，前后交叉。

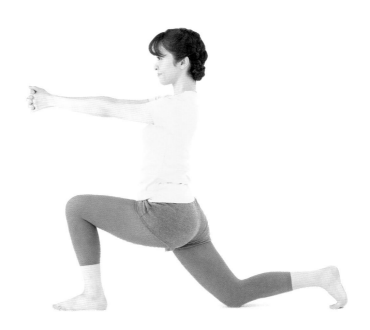

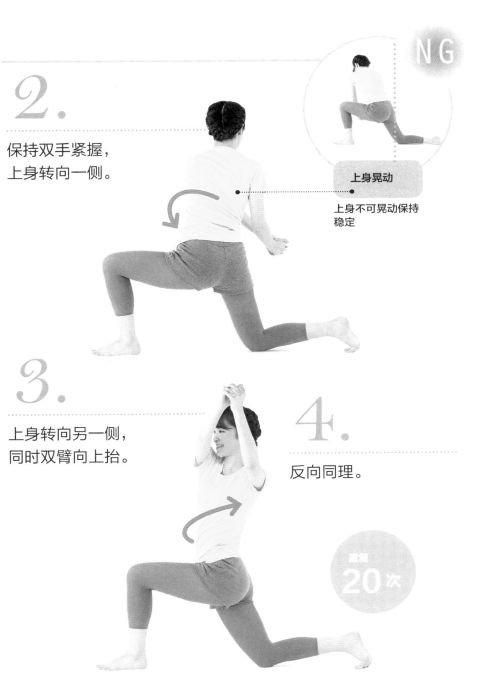

2.

保持双手紧握，
上身转向一侧。

上身晃动

上身不可晃动保持
稳定

3.

上身转向另一侧，
同时双臂向上抬。

4.

反向同理。

重复
20次

暴食恢复瘦身法

暴食会导致血糖值急剧上升，负责囤积脂肪的激素大量分泌，这些激素会在饭后 1 个小时开始分泌，并且持续较长时间。但激素有个特点：先分泌的说了算。所以，如果可以赶在这些激素分泌之前先分泌出生长素，就可以有效抑制囤积脂肪激素的产生。

在饭后 1 h 内做一些运动来锻炼平时几乎活动不到的身体部位，可以促进生长素的分泌，抑制脂肪囤积。

1.

将重心放在臀部右侧保持坐姿。

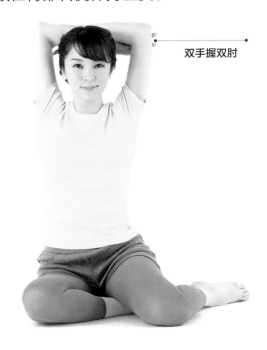

双手握双肘

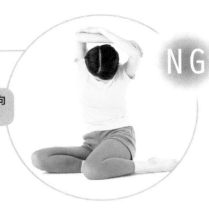

NG

切勿将上半身向前或向后倾斜

这样会锻炼不到腋下及腰部周围肌肉

2.

用左臂向正左下方拉动右臂。

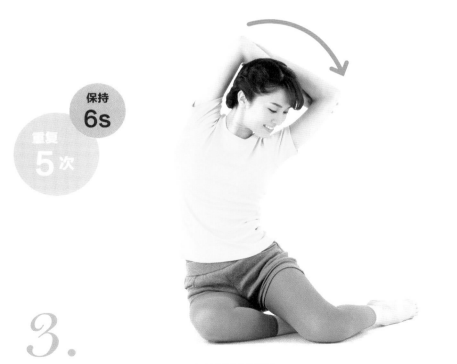

保持
6s

重复
5次

3.

反向同理。

妙招

F

周末应急瘦身法

脖子细会给人苗条的感觉，这套瘦身法可以帮我们锻炼和拉伸颈部以及锁骨周围的肌肉，调整颈部、锁骨及肩部线条，让你在重要场合给人眼前一亮的感觉。如果在周末有约会时，那么可以提前两天做这套动作，保证效果明显！

1.

掌心向上，将双手置于椅子上。

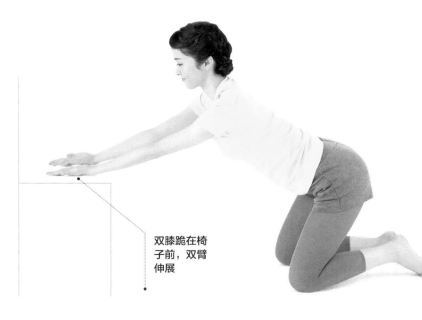

双膝跪在椅子前，双臂伸展

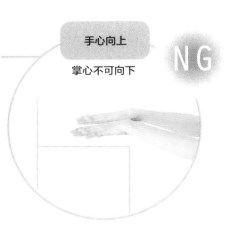

手心向上

NG

掌心不可向下

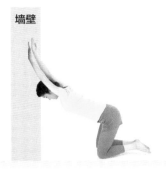

墙壁

如果没有椅子，可以用墙壁代替，将手背紧贴墙壁

身体下倾，臀部向上抬。

保持
10s

重复
6次

头部穿过双臂
向下俯身

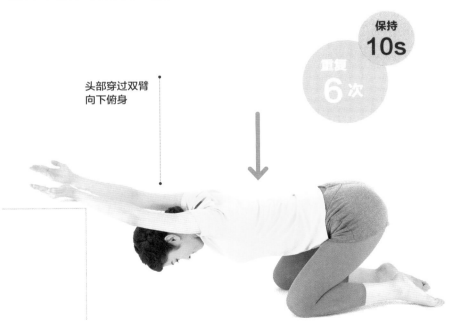

如果充满干劲儿，可以增加强度

如果觉得强度不够，此时可以稍微加大锻炼强度。这套动作可以很好地帮助我们锻炼到肩胛骨下方、肋骨下方和臀部上方的三大块"模特躯干肌"，进而带动全身肌肉。这套动作只是加大了一点强度，却最大限度地强化了"模特躯干肌"。

准备动作

双膝微曲，双臂与膝同宽，双手握住毛巾。

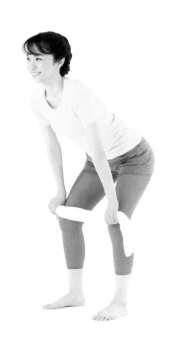

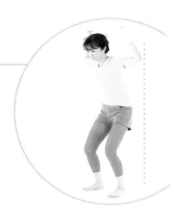

切忌身体前倾

身体前倾，锻炼不到肩胛骨周围肌群

1.

双臂向上抬起。

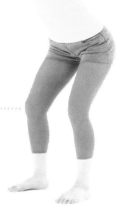

2.

将毛巾向下拉到脑后。

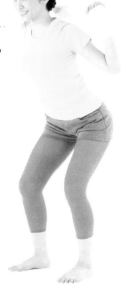

15~20次

图书在版编目（CIP）数据

模特都在偷偷练！美体重塑／（日）佐久间健一著；张敏译. -- 南京 ：江苏凤凰文艺出版社，2019.1
ISBN 978-7-5594-2719-9

Ⅰ．①模… Ⅱ．①佐… ②张… Ⅲ．①减肥－基本知识 Ⅳ．①R161

中国版本图书馆CIP数据核字(2018)第184609号

书　　　　名	模特都在偷偷练！美体重塑
著　　　　者	[日]佐久间健一
译　　　　者	张　敏
责 任 编 辑	孙金荣
特 约 编 辑	陈舒婷
项 目 策 划	凤凰空间/陈舒婷
封 面 设 计	张僅宜
内 文 设 计	张僅宜
出 版 发 行	江苏凤凰文艺出版社
出 版 社 地 址	南京市中央路165号，邮编：210009
出 版 社 网 址	http://www.jswenyi.com
印　　　　刷	北京博海升彩色印刷有限公司
开　　　　本	889毫米×1194毫米　1/32
印　　　　张	3
字　　　　数	48千字
版　　　　次	2019年1月第1版　2019年1月第1次印刷
标 准 书 号	ISBN 978-7-5594-2719-9
定　　　　价	39.90元

（江苏凤凰文艺版图书凡印刷、装订错误可随时向承印厂调换）